Mirelys Pazo Rodríguez

Diagnóstico precoce da DRC

Mirelys Pazo Rodríguez

Diagnóstico precoce da DRC

na população de risco CMF 19-47.

ScienciaScripts

Imprint

Any brand names and product names mentioned in this book are subject to trademark, brand or patent protection and are trademarks or registered trademarks of their respective holders. The use of brand names, product names, common names, trade names, product descriptions etc. even without a particular marking in this work is in no way to be construed to mean that such names may be regarded as unrestricted in respect of trademark and brand protection legislation and could thus be used by anyone.

Cover image: www.ingimage.com

This book is a translation from the original published under ISBN 978-613-9-40411-7.

Publisher:
Sciencia Scripts
is a trademark of
Dodo Books Indian Ocean Ltd. and OmniScriptum S.R.L publishing group

120 High Road, East Finchley, London, N2 9ED, United Kingdom
Str. Armeneasca 28/1, office 1, Chisinau MD-2012, Republic of Moldova, Europe
Printed at: see last page
ISBN: 978-620-7-69385-6

TÍTULO: INTERVENÇÃO COMUNITÁRIA PARA O DIAGNÓSTICO PRECOCE DA DOENÇA RENAL CRÓNICA NA POPULAÇÃO DE RISCO DA CMF 19-47.

POLICLÍNICO "CAPITÁN ROBERTO FLEITES"

AUTORES

2

Dr. Luis Antonio Caballero Sardiñas Dr. Mirelys Pazo Rodríguez Dr. Mileidy Pazo Rodríguez

Dra. Carmen Moré Chang Dra. Idalmis Elena Vázquez López Dra. Yamile Álvarez Luna

Lic. María de los Ángeles Madrigal Castro

Faculdade de Medicina. Universidade de Ciências Médicas de Villa Clara. Cuba.

Correio eletrónico: mirelyspr@infomed.sld.cu 15 de maio de 2024

ÍNDICE

RESUMO

Introdução: A Doença Renal Crónica (DRC) é atualmente considerada uma doença catastrófica devido ao aumento de casos, afecta uma percentagem significativa da população e está relacionada com fenómenos ou doenças de elevada prevalência como a Hipertensão Arterial e a Diabetes Mellitus. Objectivos: Contribuir para o diagnóstico precoce da DRC na população de risco, pertencente ao CMF 19-47 do Policlínico Universitário, Capitão Roberto Fleites. Metodologia: Foi realizado um estudo transversal descritivo com o objetivo de contribuir para o diagnóstico precoce da DRC na população de risco pertencente ao CMF 19-47 da Policlínica Universitária, Capitão Roberto Fleites no período de novembro de 2020 a maio de 2023.Resultados: Foram diagnosticados 17 pacientes em estágios iniciais de DRC, representando 16,5 % da população de risco estudada, dos quais 82,3 % estavam no estágio II e 58,8 % eram pacientes com hipertensão arterial.Conclusões: Predominou um baixo nível de conhecimento, foram diagnosticados na Atenção Primária à Saúde um número de pacientes em estágios iniciais de DRC, através dos resultados de creatinina sérica e cálculo de Filtração Glomerular, foi demonstrada a relação da Hipertensão Arterial e Diabetes Mellitus como as principais entidades associadas ao desenvolvimento da DRC.

Palavras-chave: Doença renal crónica, diagnóstico precoce, população de risco, taxa de filtração glomerular, intervenção comunitária

INTRODUÇÃO

A visão epidemiológica da Doença Renal Crónica (DRC) sofreu uma notável alteração nos últimos vinte anos. Inicialmente restrita a entidades de incidência relativamente baixa, como as doenças glomerulares ou as nefropatias hereditárias, e a um campo de cuidados especializado (a Nefrologia), afecta hoje uma percentagem significativa da população e está relacionada com doenças de elevada prevalência, como a Hipertensão Arterial (HTA), a Diabetes Mellitus (DM) ou a Doença Cardiovascular[1, 2].

As primeiras referências a patologias renais remontam ao antigo Egipto (1500 a.C.), mas foi Hipócrates de Cós (Grécia; 460 - 370 a.C.) que reconheceu e descreveu pela primeira vez várias alterações macroscópicas subtis na urina, que indicam doenças específicas em diferentes órgãos, principalmente o rim. Segundo Hipócrates, nenhum outro sistema ou órgão do corpo humano pode dar mais informações de diagnóstico por inspeção do que o sistema urinário com a urina produzida pelo rim doente[3,4].

Atualmente, é considerada uma doença catastrófica devido ao aumento do número de casos, ao custo do seu tratamento e ao facto de ser diagnosticada quando já está desenvolvida; é uma condição clínica cada vez mais frequente que afecta cerca de 10% da população mundial, de acordo com os relatórios dos estudos incluídos na literatura revista. Está incluída no grupo das doenças não transmissíveis ou emergentes, em resultado das transições epidemiológicas e demográficas e do seu elevado impacto na população, constituindo um importante problema de saúde pública[5-8].

Nas últimas décadas, tem-se verificado uma alteração no padrão epidemiológico da população mundial com predomínio do processo de envelhecimento e, consequentemente, a contribuição para o aparecimento de patologias renais.A expressão epidemiológica destas doenças na população mundial é como a visão do bloco de gelo do qual apenas uma pequena parte é visível, a maior proporção permanece submersa e a sua magnitude desconhecida. Estima-se que, por cada doente que atinge a fase terminal da doença, existam 200 doentes em diferentes estádios da doença, na sua maioria não diagnosticados, cuja taxa de prevalência se situa na base da pirâmide; os cuidados de saúde primários9-11 .

Um comportamento epidémico significa que dezenas de milhares ou centenas de milhares de pessoas e respectivas famílias são afectadas num país. Os custos humanos e os custos da terapia de substituição renal transformam o problema individual e familiar num problema social e político. A prevalência da doença tem vindo a aumentar continuamente na maioria dos países do mundo, por exemplo na América Central, com uma elevada percentagem da população a viver com a doença e a frequentar diariamente a terapia de substituição renal. É uma das doenças que mais afecta o orçamento dos ministérios da saúde e os resultados são fracos. É por isso que é necessária uma abordagem clínica epidemiológica sistémica e intersectorial para a prevenção, o tratamento e a reabilitação[5,10] .

Deve-se considerar que os critérios utilizados para o diagnóstico da DRC em adultos dependem do tipo de população em estudo e de sua magnitude, diferenciando os estágios evolutivos. No estádio V, a etiologia predominante é a DM, que atinge frequências de 50% a 60% em algumas comunidades ou países, seguida da hipertensão arterial (noutros, a primeira), das nefropatias primárias e secundárias (glomerulopatias, doenças congénitas, obstrutivas) e da falência do transplante renal[12,13] .

Em Espanha, estima-se que 9,24% da população adulta sofra de algum grau de DRC, sendo a percentagem da população geral de 6,83% nos estádios III - V. A sua prevalência está a aumentar devido ao envelhecimento da população, ao aumento dos factores de risco como a doença cardiovascular, a diabetes mellitus, a hipertensão arterial ou a obesidade e, obviamente, devido ao seu diagnóstico precoce[9]. Estudos efectuados por várias instituições demonstraram que Nos Estados Unidos, estima-se que 30 milhões de pessoas, o equivalente a 15% dos adultos mais velhos, sofrem desta patologia. Na América Latina, países como o Chile e a Colômbia apresentam estatísticas de prevalência de 5,8% e 2,8%, respetivamente. No México, segundo dados estimados, há uma incidência de 377 casos por milhão de habitantes, com uma estimativa de 52.000 pacientes submetidos a terapia de substituição renal, 80% dos quais são tratados no Instituto Mexicano do Seguro Social. Do mesmo modo, a Argentina registou durante muitos anos um crescimento sustentado da prevalência de doentes em terapia de substituição renal. Nos últimos anos, este crescimento abrandou para cerca de 3%, com uma prevalência de 632 doentes por milhão de habitantes e uma incidência nacional de 128 doentes por 100.000 habitantes[-1417].

Esta patologia é potencialmente evitável e o seu diagnóstico precoce permite tratar as causas e atuar sobre os factores de progressão, de forma a retardá-la, ou regressar a estádios anteriores, favorecendo a dispensa e acompanhamento do doente, o tratamento adequado das comorbilidades, bem como a prevenção e tratamento das complicações multissistémicas.[11] Segundo alertas da Organização Mundial de Saúde (OMS) e da Organização Pan-Americana de Saúde (OPAS), uma em cada dez pessoas apresenta algum grau de DRC, mas persistem dificuldades no seu manejo, tais como: diagnóstico tardio, desconhecimento da doença por profissionais de saúde não nefrologistas, fragmentação do cuidado, encaminhamento tardio, niilismo terapêutico na progressão da doença e complicações, bem como o início abrupto da terapia de reposição17 .

A incidência e prevalência da DRC, causada principalmente pelas complicações do diabetes e da hipertensão, tem aumentado em todas as Américas, enquanto sua morbidade e mortalidade entre a população adulta da América Latina tem crescido nos últimos 20 anos, gerando chamadas internacionais16 - 18 ·Em Cuba, observa-se um aumento da mortalidade por doenças glomerulares e renais, onde em 2017 983 mortes para uma taxa de 8,7 por cem mil pessoas,19 e em 2019, 1.243 mortes são relatadas para uma taxa de 11,1 por cem mil pessoas20 .

As investigações realizadas referem-se geralmente a algumas das complicações da DRC, mas a dimensão das amostras e a inclusão simultânea de doentes incidentes e prevalentes dificultam as comparações e limitam o potencial desta informação para a investigação epidemiológica, o planeamento e a melhoria da qualidade dos cuidados de saúde. Atualmente, Villa Clara é uma das províncias com maior proporção de doentes diagnosticados com DRC e, de acordo com um estudo recente, a maioria dos casos é diagnosticada quando a doença já progrediu·.Apesar de existirem cuidados primários em cada comunidade, responsáveis pela dispensa de cada paciente e, portanto, capazes de atuar adequadamente sobre os factores de risco, a incidência persiste e, em geral, pouco se consegue .21

A Policlínica "Capitão Roberto Fleites" do município de Santa Clara, de acordo com o processo de dispensa realizado pelas equipes básicas de saúde, em 2019 havia um total de 3497 pacientes com Diabetes Mellitus, dos quais apenas 18 foram diagnosticados com DRC; 19.569

com Hipertensão Arterial e nenhum com a doença, para um total de 109 pessoas com DRC, com maior incidência em faixas etárias acima de 60 anos. A Clínica Médica da Família (CMF) 19-47 também possui pacientes considerados de alto risco para desenvolver a doença. A Atenção Primária à Saúde (APS) tem como objetivo básico prevenir o surgimento de doenças e a prevenção de complicações em algumas delas, mas isso é difícil na DRC devido à sua origem multifatorial. Por este motivo, a necessidade de mudanças nos estilos de vida saudáveis deve ser promovida e difundida entre a população de alto risco, através de uma intervenção comunitária, visando a sensibilização para a doença e o seu diagnóstico atempado, a fim de melhorar a sua qualidade de vida e reduzir a morbilidade, o que motivou esta investigação destinada a resolver o seguinte problema científico: Como contribuir para o diagnóstico precoce da Doença Renal Crónica na população de risco, pertencente ao CMF 19-47 do Policlínico Universitário, Capitán Roberto Fleites?

OBJECTIVOS

Objetivo geral

- Contribuir para o diagnóstico precoce da DRC na população de risco, pertencente ao CMF 19-47 da Policlínica Universitária Capitão Roberto Fleites.

Objectivos específicos

- Caracterizar os doentes de acordo com as variáveis de interesse no estudo.

- Determinar o nível de informação sobre a   DRC no grupo de estudo.

- Avaliar estudos da função renal em populações de risco para o diagnóstico precoce da DRC.

- Avaliar a intervenção comunitária concebida segundo critérios especializados.

CONCEPÇÃO METODOLÓGICA

Será realizado um estudo quase experimental com o objetivo de contribuir para o diagnóstico precoce da DRC na população de risco, pertencente ao CMF 19-47 do Policlínico Universitário, Capitán Roberto Fleites no período de novembro de 2020 a maio de 2023.

Contexto da investigação

A pesquisa foi realizada no CMF 19-47 do Policlínico Universitário, Capitán Roberto Fleites no período de novembro de 2020 a maio de 2023, os dados primários serão recolhidos no período de junho de 2021 a julho de 2022.

População e amostra

A população do estudo foi constituída por 432 doentes atendidos no CMF, dos quais foram seleccionados os doentes de risco que cumpriam os critérios da investigação, num total de 103 doentes, pelo que a amostragem foi não probabilística e intencional.

Critérios de inclusão

Pacientes com mais de 30 anos de idade, de ambos os sexos. Que apresentem factores de risco para DRC.

Disponibilidade para participar na investigação, sujeita a consentimento informado.

Critérios de exclusão

Doentes com diagnóstico de DRC.

Métodos de investigação

A fim de resolver o problema científico e atingir os objectivos da investigação, foram seleccionados os seguintes métodos teóricos e empíricos:

Teórico:

- Histórico-lógico: foi utilizado para analisar os conceitos e referenciais relacionados à DRC, que contribuíram para a formulação do problema de pesquisa. Além disso, com esse método foi possível conhecer o histórico das pesquisas realizadas sobre o tema e como esse fenômeno vem sendo tratado historicamente pelos pesquisadores, viabilizando o cumprimento dos objetivos propostos.

- Análise e síntese: foi utilizada para avaliar, a partir de diferentes perspectivas, as principais contribuições de estudiosos estrangeiros e cubanos sobre a DRC, bem como para resumir e integrar as ideias centrais e generalizar as tendências fundamentais na compreensão dos problemas essenciais que a sociedade enfrenta atualmente em relação a este tema.

- Indução-dedução: foi utilizada para orientar todo o processo de investigação e deduzir novas conclusões, inferindo que o estudo permitirá diagnosticar a DRC em doentes de risco.

Empírico:

- A revisão documental foi utilizada para analisar os registos de saúde da família e a história clínica individual para identificar os doentes com factores de risco para a DRC.

- Inquérito: Foi utilizado um inquérito elaborado pelo autor da investigação para identificar o nível de conhecimentos dos doentes sobre a DRC.

- Questionário aos especialistas: foi concebido para que os especialistas designados pudessem fornecer a sua avaliação da intervenção comunitária projectada.

Requisitos éticos

Na investigação que envolve seres humanos, é essencial que os princípios éticos sejam tidos em conta e considerados pelo profissional de investigação.

- Princípio da Autonomia: O Consentimento Informado foi dado aos pacientes para obter a sua aprovação e vontade de participar na investigação, podendo também retirar-se da investigação em qualquer altura que desejassem.

- Princípio da Beneficência: Durante a investigação não foi feito nenhum ato prejudicial aos participantes na investigação, foi dada atenção às suas necessidades, motivações, opiniões e reflexões, sendo estas as mais importantes para o investigador. Foi-lhes proporcionado um espaço de confiança e confidencialidade que reunia as condições necessárias para o desenvolvimento ótimo do estudo.

- Princípio da justiça: Foram dadas a todos as mesmas oportunidades e atenção, não tendo sido tomadas quaisquer medidas discriminatórias durante o inquérito.

Procedimento de investigação

A pesquisa foi realizada em quatro etapas. Na primeira etapa, foram revistos, analisados e definidos os referenciais teóricos e metodológicos para a abordagem do problema em questão, bem como planeado o processo de investigação e identificada a população em risco de DRC. Seguiu-se uma fase de orientação da investigação, a aplicação de um inquérito, uma entrevista semi-estruturada e um exame físico que incluiu indicações para exames complementares. Na terceira fase, procedeu-se à análise e tratamento dos resultados obtidos. Na quarta fase, a intervenção comunitária projectada foi submetida à avaliação de especialistas para confirmar a sua exequibilidade.

Especialistas:

- 3 especialistas em MGI de 1º grau. Categoria de ensino e 10 anos de experiência.
- 1 especialista em Nefrologia de 1º grau. Categoria docente e 10 anos de experiência.
- 1 licenciatura em psicologia. Categoria docente e 10 anos de experiência.

As variáveis propostas para atingir os objectivos propostos são enumeradas e operacionalizadas a seguir.

- Variável:

A faixa etária (quantitativa contínua) é o tempo decorrido desde o nascimento até à data de entrada registada nos documentos revistos. Medida: Em números inteiros com unidade de medida em anos, de acordo com os intervalos: Menos de 30 anos

30 - 39 anos

40 - 49 anos de idade

50 - 59 anos de idade

60 - 69 anos 70 anos e mais

Indicadores: Frequência absoluta, frequência relativa, valores extremos e média.

- Variável: O sexo (nominal qualitativa) está relacionado com o fenótipo biológico observado e registado nos documentos analisados.

Medição: Nas categorias:

- Masculino

- Feminino

Indicadores: Frequência absoluta e relativa.

- Variável: A cor da pele (nominal qualitativa) é a caraterística de acordo com a pigmentação da pele observada e registada nos documentos analisados.

Medição: Nas categorias:

Branco Preto Mestiço

Indicadores: Frequências absolutas e relativas

- Variável: Nível de escolaridade (nominal qualitativa): inclui o último ano escolar expirado referido pelo doente que completa o nível de escolaridade em que está incluído, tal como registado nos documentos analisados.

Medição: Nas categorias:

Primário Secundário Secundário Pré-universitário Universidade

Indicadores: Frequências absolutas e relativas.

- Variável: A história patológica pessoal é baseada no estado de saúde.

Medição: Nas categorias:

Diabetes Mellitus tipo 1 Diabetes Mellitus tipo 2 Hipertensão arterial Nefropatias

Obesidade Tabagismo Dislipidemia Infeção do trato urinário

- Variável: A avaliação nutricional (quantitativa contínua) é classificada de acordo com o índice de massa corporal calculado pela expressão

IMC= peso (kg) [altura (m)]^2 ; são necessários os valores de peso e altura registados na história clínica individual.

Medição: Nas categorias:

Insuficiência de peso: (se IMC < 20,0 kg/m2)

Baixo peso: (se 20,0 kg/m2 ≤ IMC < 25,0 kg/m2) Excesso de peso: (se 25,0 kg/m2 ≤ IMC < 30,0 kg/m2) Obeso: (se IMC ≥ 30,0 kg/m2) Indicadores: Frequência absoluta e relativa

- Variável: Exames complementares (quantitativa contínua) é o valor obtido nos exames complementares realizados na admissão registados nos documentos analisados.

Creatinina. Em números inteiros com unidade de medida em μmol/L-.

. Valor normal44,2 μmol/L - 132,6 μmol/L

. Estádio III132,6 μmol/L - 442 μmol/L

. Estádio IV442 μmol/L - 884 μmol/L

. Fase V> 884 μmol/L)

Indicadores: Frequência absoluta, frequência relativa, valores extremos e média.

- Variável: O estádio da DRC (nominal qualitativo) é a classificação de acordo com os valores da taxa de filtração glomerular diagnosticados durante a investigação.

Lesão renal com TFG normal≥ 90 ml/minEstágio IMild89-60 ml/minEstágio II

Moderado59-30 mL/min Fase III

Grave29-15 mL/minEstágio IV

Dano renal em fase terminal (diálise)< 15 mL/minEstágio V

- Variável: Relatório de ultrassom renal descreve o estado de saúde

Medição: Em categorias:

. Sem alterações

. Quistos renais

. Hidronefrose

. Perda da relação córtico-medular

. Rim policístico

. Litíase Renal

. Não efectuado

- Variável: O nível de informação é o estado de informação que possuem, de acordo com as respostas obtidas no questionário e na entrevista semi-estruturada.

Categorias:

Alta:80-100% de respostas correctas Média:80- 60% de respostas correctas Baixa:< 60% de respostas correctas

RESULTADOS

Tabela 1. Distribuição da amostra estudada de acordo com a faixa etária e o sexo.

CMF 19-47 Policlínico Capitán Roberto Fleites. janeiro de 2021 - maio de 2023.

Grupos etários	Sexo				Total	
	Feminino		Masculino			
	Não	%	Não	%	Não	%
30-39	2	1,9	3	2,9	5	4,8
40-49	5	4,8	11	10,6	16	15,5
50-59	9	8,7	16	15,5	25	24,2
60-69	15	14,5	23	22,3	38	36,8
≥ 70	5	4,8	14	13,5	19	18,4
Total	36	34,9	67	65	103	100

Fonte: Inquérito

No que diz respeito à idade e ao sexo, tal está refletido na tabela 1, onde podemos verificar que houve um predomínio do grupo com idades compreendidas entre os 60 e os 69 anos, com 38 casos para 36,8 %, seguido do grupo com idades compreendidas entre os 50 e os 59 anos, que representou 24,2 %. Houve uma maior representação do sexo masculino no estudo com 67 casos representando 65%.

Tabela 2. Distribuição da amostra estudada de acordo com as variáveis demográficas

CMF 19-47 Policlínico Capitán Roberto Fleites janeiro de 2021 - maio de 2023.

Nível de escolaridade	Não	%
Primário	1	0,97
Secundário	35	33,9
Pré-universitário	40	38,8
Universidade	23	22,3
Analfabeto	4	0,88
Total	103	100
Cor da pele	Não	%
Branco	88	85,4
Preto	9	8,7
Mongrel	5	4,8
Total	103	100

Fonte: Inquérito

A Tabela 2 apresenta os doentes de acordo com as suas características gerais. Verifica-se que a maioria dos doentes é de cor branca, com 88 casos, o que representa 85,4 por cento. Predominam os que têm formação pré-universitária, com 40 casos, representando 38,8%, seguidos dos que têm formação secundária, com 35 casos, representando 33,9%.

Tabela 3. Distribuição da amostra estudada de acordo com a História Patológica Pessoal e o Sexo. CMF 19-47 Policlínico Capitán Roberto Fleites janeiro de 2021 - maio de 2023.

História Patológica Pessoal	Sexo				Total	%
	Feminino		Masculino			
	Não	%	Não	%		
Diabetes Mellitus tipo 1	1	0,97	0	0	1	0,97
Diabetes Mellitus tipo 2	7	6,79	14	13,5	21	20,3
Hipertensão arterial	16	15,5	36	34,9	52	50,4
Nefropatias	0	0	1	0,97	1	0,97
Obesidade	7	6,79	2	1,94	9	8,73
Fumar	2	1,94	12	11,6	14	13,5
Dislipidemias	1	0,97	1	0,97	2	1,94
Infeção do trato urinário	2	1,94	1	0,97	3	2,91
Total	36	34,9	67	65,0	103	100

Fonte: Inquérito

A Tabela 3 mostra a distribuição dos doentes de acordo com os antecedentes patológicos pessoais, na qual se observa um predomínio acentuado de doentes com hipertensão arterial (50,4 %), com uma maior proporção de doentes do sexo masculino (36). Seguiu-se a diabetes mellitus, com 20,3 %.

Tabela 4. Distribuição da amostra estudada de acordo com a História Patológica Pessoal e o Sexo. CMF 19-47 Policlínico Capitán Roberto Fleites janeiro de 2021 - maio de 2023.

Classificação nutricional	Não	%
Peso Normo	26	25,2
Excesso de peso	46	44,6
Obeso	31	30
Total	103	100

A Tabela 4 mostra, de acordo com o cálculo do Índice de Massa Corporal, que na nossa população de risco predominam os doentes com excesso de peso, representando 44,6 % do total, seguidos dos obesos com um valor de 30 %.

Tabela 5. Distribuição da amostra estudada de acordo com os estágios da DRC e sexo. CMF 19-47 Policlínico Capitán Roberto Fleites janeiro de 2021 - maio de 2023.

Estádio ERC	Sexo				Total	%
	Feminino		Masculino			
	Não	%	Não	%		
Fase I	1	5,88	2	11,7	3	17,6
Fase II	4	23,5	10	58,8	14	82,3
Total	5	29,4	12	70,5	17	100

A Tabela 5 mostra os pacientes diagnosticados nos diferentes estágios da DRC, segundo os resultados de acordo com a equação de Cockcroft-Gault, com predomínio de pacientes no estágio II, com 14 pacientes para 82,3 **%, dos quais** 10 são do sexo masculino e apenas 3 pacientes estão no estágio I da DRC.

Tabela 6. Distribuição da amostra estudada de acordo com os Antecedentes Patológicos Pessoais e os Estádios da Doença Renal Crónica. CMF 19-47 Policlínico Capitán Roberto Fleites janeiro de 2021 - maio de 2023.

História Patológica Pessoal	Fases do CEI		Total	%
	Fase I	Fase II		
Diabetes Mellitus tipo 2	1	5	6	35,2
Hipertensão arterial	1	9	10	58,8
Nefropatias	1	0	1	5,88
Total	3	14	17	100

Fonte: Inquérito

A Tabela 6 mostra que 58,8% dos pacientes com diagnóstico de DRC apresentam hipertensão arterial, sendo 9 deles em estágio II, seguido de 35,2% com diabetes mellitus tipo 2, sendo 5 deles diagnosticados em estágio II.

Tabela 7. Distribuição da amostra estudada de acordo com os Antecedentes Patológicos Pessoais e os Estádios da Doença Renal Crónica. CMF 19-47 Policlínico Capitán Roberto Fleites janeiro de 2021 - maio de 2023.

Grupos etários	Fases do CEI		Total	%
	Fase I	Fase II		
50-59	0	2	2	11,7
60-69	3	6	9	52,9
≥ 70	0	6	6	35,2
Total	3	14	17	100

A Tabela 7 mostra que 52,9% dos doentes diagnosticados nas fases iniciais da DRC pertencem ao grupo etário dos 60-69 anos e 35,2% têm mais de 70 anos de idade.

Tabela 8. Distribuição da amostra estudada de acordo com o Laudo de Ultrassonografia Renal e os Estágios da Doença Renal Crônica. CMF 19-47 Policlínico Capitán Roberto Fleites janeiro de 2021 - maio de 2023.

Relatório de ultrassom renal	Fases do CEI		Total	%
	Fase I	Fase II		
Bastante Renal	1	4	5	29,4
Hidronefrose	0	2	2	11,7
Perda de RCM	0	8	8	47
Litíase renal	2	0	2	11,7
Total	3	14	17	100

Por outro lado, a tabela 8 mostra os resultados da Ultrassonografia Renal aplicada aos pacientes com diagnóstico de DRC, onde podemos observar que 47,0 % apresentaram perda da relação córtico-medular e 29,4 % com presença de cistos renais.

Tabela 9. Distribuição da amostra estudada de acordo com o Nível de Informação. CMF 19-47 Policlínico Capitán Roberto Fleites janeiro de 2021 - maio de 2023.

Informações sobre o nível	Não	%
Elevado	5	4,8
Médio	23	22,3
Abaixo de	75	72,8
Total	103	100

A aplicação de um inquérito à nossa população de risco mostrou que 72,8% do total tinha um baixo nível de conhecimento sobre a DRC, sendo que apenas 4,8% tinha um alto nível de conhecimento sobre a doença. Intervenção comunitária para o diagnóstico precoce da doença renal crónica na população de risco do CMF 19-47. Policlínico "Capitão Roberto Fleites".

Atividade 1

Identificação de doentes com doenças crónicas não transmissíveis que possam causar DRC, através do registo de saúde familiar e da história individual.

Atividade 2

Aplicação de um inquérito e entrevista semi-estruturada aos doentes e exame físico para avaliação nutricional. Indicação de exames complementares (Creatinina).

Atividade 3

Análise de resultados complementares e aplicação da fórmula de Cockcroft-Gault para avaliação da taxa de filtração glomerular, que permite a identificação da DRC e a classificação por estádios.

Atividade 4

Avaliação de pacientes diagnosticados por ultrassom renal e avaliação de acordo com os achados ultra-sonográficos.

Atividade 5

Discussão com os líderes da comunidade sobre os principais resultados do estudo, palestra educativa sobre a DRC e o seu impacto na comunidade.

DISCUSSÃO DOS RESULTADOS

A doença renal crónica é assintomática. Quando a pessoa é submetida a um exame médico e a exames complementares de diagnóstico de alguma doença, é quando o problema é detectado e devem ser tomadas diferentes medidas de saúde para evitar a sua progressão. Esta foi a motivação e justificação para a realização do presente estudo, que incluiu uma amostra de 103 doentes, predominantemente do sexo masculino, com antecedentes de hipertensão arterial e doença renal crónica estádio II. No que diz respeito aos resultados sobre o sexo da amostra, como mostra a tabela 1, coincide com um estudo realizado por Medina[22], na Nicarágua em 2022, onde se observa um predomínio acentuado do sexo masculino com 83 pacientes com 54,3%. Não coincide com o estudo efectuado por Panduro Saavedra[23], no Peru, em 2021, onde se observou uma maioria do sexo feminino com 112, 55% dos casos. Moreno e colaboradores[24], em Cuba, em 2020, em seu artigo o sexo feminino com 110 pacientes com 64,3% apresentou um número maior, o que não corresponde ao presente estudo. Não são semelhantes em um estudo realizado por Soto Cruzado[25] em 2023, onde se observa um predomínio de pacientes do sexo feminino com 122 casos com 62,56%. Não coincidem com um estudo efectuado por Sánchez Castañón[26] em 2023, onde se observou um predomínio de doentes do sexo feminino com 99 casos e 78,6%. O investigador do presente estudo considera que este resultado pode estar relacionado com o facto de muitos estudos mostrarem que esta doença é mais prevalente no sexo feminino, o que é o oposto do que foi observado nesta investigação.No que diz respeito aos resultados sobre o nível de escolaridade da amostra, apresentados na tabela 2, não concordam com um estudo realizado por Medina[22] , na Nicarágua, em 2022, onde se observou um predomínio acentuado do grupo de estudo com escolaridade primária, com 90 doentes com 58,8%. Por outro lado, num artigo de Li, W. Y., et al.[27] , em 2020, observa-se a maioria do grupo de estudo com formação superior ou universitária com 20 doentes com 80%, o que não corresponde ao presente estudo.Okoro, et al.[28] , em 2020, obteve um maior número de doentes com nível de escolaridade terciário com 75 doentes com 34,1%, o que discorda do presente estudo. No presente estudo, considera-se que os indivíduos com menor nível de escolaridade têm maior probabilidade de não compreender as medidas de prevenção, tanto esporádica como habitualmente, em comparação com aqueles com estudos universitários. O nível de escolaridade da população é importante para traçar as acções educativas e analisar em que medida estas podem assimilar e modificar estilos de vida inadequados, adoptando o abandono total de hábitos pouco saudáveis. Com relação aos resultados obtidos sobre as faixas etárias da amostra, como pode ser observado na tabela 1, em um artigo de Okoro e colaboradores[28] , em 2020, foi observado um predomínio de pacientes com idade entre 40 e 64 anos com 150 casos com 68,2%, o que corresponde ao presente estudo. São semelhantes a um estudo realizado por Soto Cruzado[25] , em 2023, onde se observa um predomínio de pacientes com idade entre 60 e 65 anos com 73 casos com 37,44%. Em artigo de Moreno, et al.[24] , em Cuba, em 2020, houve predomínio de pacientes com idade inferior a 50 anos e entre 60 e 69 anos com 57 pacientes com 33,3 % respetivamente, o que discorda do presente estudo. De acordo com Serra-Valdés et al.[29] , em seu artigo, em 2018, predominaram os pacientes com mais de 60 anos de idade. As enfermarias médicas são atualmente dominadas por admissões de pacientes na faixa etária geriátrica devido ao aumento da esperança de vida da população cubana. O processo de envelhecimento sistémico está implícito nas faixas etárias acima dos 60 anos, sendo esta população geralmente comórbida; são idades em que existem doenças crónicas não transmissíveis como a HTA, a DM e outras doenças cardiovasculares e cerebrovasculares, resultantes do processo de aterosclerose. Quanto aos resultados sobre os antecedentes patológicos pessoais e sexo da amostra, mostrados na tabela 3, em artigo de Moreno e colaboradores[24] , em Cuba, no ano de 2020, observou-se um predomínio acentuado de pacientes com hipertensão arterial há 10 ou mais anos, com 60 casos para 85,9%, o que discorda do presente estudo. Barreto et al.[30] afirmam que 85% dos pacientes com hipertensão arterial, após 7 anos de evolução, são susceptíveis de expressar dano renal, sendo este devido principalmente a alterações estruturais que ocorrem ao nível do aparelho justaglomerular, evidenciadas pela esclerose glomerular.Delgado-Mejía et al.[31] Delgado-Mejía et al.31 , consideram que existe evidência de que o controlo rigoroso dos níveis de pressão arterial pode ter um impacto favorável na prevenção do desenvolvimento de microalbuminúria e, consequentemente, na prevenção da nefropatia, bem como na redução significativa dos resultados fatais por doença cardiovascular e cerebrovascular. O mesmo estudo concluiu que os resultados acima descritos poderiam ser utilizados para considerar a possibilidade de ajustar o tratamento em função da tensão arterial do doente. Textos clássicos, naturalmente de autores de outras nacionalidades, em cujos países a prevalência de doenças é diferente, apontam o DM como a causa mais frequente de DRC, seguido da HTN. No entanto, as estatísticas de saúde em Cuba são diferentes[31] .

Neste estudo, a HTA é considerada o fator de risco modificável mais importante para o desenvolvimento da doença renal crónica, porque promove a aterosclerose. O rastreio anual (pelo médico de família) da população diabética e hipertensa com técnicas de baixo custo - como a microalbuminúria e a creatinina para cálculo da TFG, dispensa e análise na situação de saúde de cada comunidade - juntamente com a extensão extra-hospitalar da nefrologia em consultas especializadas pode contribuir para alterar esta situação.Os cuidados de saúde primários (CSP) podem contribuir para a prevenção da ocorrência de factores de risco de doenças crónicas não transmissíveis (DCNT) através de estratégias de promoção da saúde e da participação comunitária, ou para a sua prevenção. modificação; identificar e tratar proactivamente os doentes de alto risco subclínico precocemente através de intervenções com estratégias comprovadamente eficazes. Os elevados custos da terapêutica de substituição da doença em fase terminal e o aumento dos eventos cardiovasculares como complicação, os elevados custos dos frequentes internamentos hospitalares, a mortalidade prematura e a redução da qualidade de vida justificam as considerações anteriores. No que diz respeito aos resultados apresentados na tabela 5 sobre o estádio da doença renal crónica e o sexo, não coincidem com o estudo realizado por Panduro Saavedra[23] , no Peru, em 2021, se considerarmos os 112 doentes do sexo feminino, 54% encontravam-se no estádio III, 37% no estádio II e 9% no estádio I. No grupo masculino, 55% dos 89 doentes encontravam-se no estádio III, 30% no estádio II e 9% no estádio III. Estes resultados coincidem com os de Rodríguez e Herrera32 , onde indicam que, no Peru, dos 30 pacientes com lesão renal, 36,66% eram do sexo feminino, em relação ao sexo. De acordo com Labrador P, et al.[33] , os Cuidados Primários são fundamentais na deteção e estratificação da DRC, a taxa de filtração glomerular e a albuminúria devem ser utilizadas para uma gestão correcta; mesmo assim, a determinação da albuminúria continua a ser pouco solicitada, sendo que apenas 1 em cada 6 doentes atendidos nos Cuidados Primários é corretamente estratificado. Este estudo demonstra a importância de se conseguir diagnosticar precocemente a doença renal crónica, o que contribui para uma melhor evolução e, consequentemente, menos complicações para o doente.Por outro lado, os resultados sobre os antecedentes patológicos pessoais e os estadios da doença renal crónica da amostra encontram-se na tabela 6. De acordo com Kalantar-Zadeh[34], os principais factores de risco para o desenvolvimento de DRC são a diabetes mellitus e a hipertensão arterial, razão pela qual se deve proceder a um controlo adequado da glicemia e da pressão arterial. Devem também ser tidos em conta outros factores de risco para a DRC, como a obesidade, as patologias cardíacas, a história familiar de DRC, a idade avançada e as lesões renais anteriores[35].

Os pontos importantes neste tipo de prevenção são a intervenção em factores modificáveis, como estilos de vida saudáveis: atividade física regular, controlo da obesidade, cessação tabágica e uma dieta pobre em sódio e proteínas. É também essencial manter uma hidratação adequada e ter cuidado com condições especiais como doentes do mesmo sexo, doença policística do adulto, etc.[34].Chen T, et al.[36], referem que, como as fases iniciais da DRC são assintomáticas, a prevenção nesta fase procura detetar os portadores da doença, para o que se sugere o rastreio de algumas alterações nos exames laboratoriais como microalbuminúria, hematúria e níveis elevados de creatinina e cistatina C. Esta fase é crucial, uma vez que o estudo AusHEART mostrou que apenas 18% dos indivíduos com função renal comprometida foram corretamente diagnosticados com DRC. As intervenções nesta segunda fase têm como objetivo retardar a progressão da DRC através de dois pilares principais: reduzir a gravidade da proteinúria e diminuir a pressão intraglomerular, o que é conseguido através da implementação de medidas farmacológicas e dietéticas.[34].

De acordo com Hidalgo Quijije, e colaborador[37], num estudo realizado no Equador em 2022, observou-se que as comorbilidades associadas à lesão renal, as mais frequentemente encontradas foram a diabetes mellitus e a hipertensão arterial, que podem causar danos ou lesões na bexiga ou na uretra. Para além destas, há ainda o tabagismo, a obesidade e a idade, sendo esta última geralmente mais comum em adultos mais velhos. Quanto aos resultados sobre as faixas etárias e os estágios da DRC na amostra, conforme mostra a tabela 7. Em um artigo de Domínguez e colaboradores[38], em Matanzas, Cuba, em 2021, observa-se uma maior predominância de pacientes entre 60 e 69 anos no estágio II com 25%. Isso não coincide com o estudo realizado por Panduro Saavedra, N. P.,[23] no Peru em 2021, se olharmos para o grupo com mais de 55 anos, 32% no estágio I, 38% no estágio II e 29% no estágio III a. Em um artigo de Moreno, et al[24], em Cuba, em 2020, foi observado um predomínio dos estágios III A e III B a partir dos 50 anos. Ressalta-se que eles encontraram pacientes nos estágios III A - III B e estágio II com idade inferior a 50 anos, o que não corresponde ao presente estudo. O investigador do presente estudo salienta que à medida que a idade aumenta, existe uma maior probabilidade de a doença renal crónica ser diagnosticada em estádios mais avançados e de surgirem mais complicações. No que diz respeito aos resultados apresentados na tabela 8 sobre os sinais ecográficos e estádios da doença renal crónica na amostra, estes não concordam com um estudo realizado por Vidal Morales[39] , na Guatemala em 2020, onde se verificou que 29% dos doentes apresentavam hidronefrose, 21% litíase renal, 21% quistos renais e 3% rins policísticos. Dos achados do artigo de Raju, et al[40] , na Índia, em 2019, concluiu-se que há uma diminuição do tamanho longitudinal, da espessura do parênquima e da espessura cortical juntamente com um aumento da ecogenicidade. A utilização de ultra-sons é rentável, não invasiva, fácil e reprodutível. A deteção precoce de anomalias por ultra-sons ajuda a reduzir a progressão dos efeitos nocivos.Na investigação levada a cabo por Yaritza-Yelania41 , verifica-se que a obesidade, a história familiar e os factores genéticos são factores de risco que aumentam a possibilidade de sofrer de litíase renal, devido ao facto de a obesidade contribuir para o aumento da excreção de oxalatos de cálcio e ácido úrico para a sua posterior cristalização; a história familiar devido ao estudo epidemiológico[65] , que demonstrou a sua incidência e factores genéticos como: raça ou grupo étnico, especialmente em países como o Equador. Os estudos acima mencionados estão relacionados com Tania González43 , que afirma que os principais factores de risco que levam à litíase renal são o excesso de peso, a hipertensão arterial, a hiperuricemia e a história familiar. Da mesma forma, D'Achiardi et al[44] , indicam que os factores de risco podem ser não modificáveis, como a idade, o sexo, os factores raciais, mas os factores modificáveis, como a pressão arterial, a proteinúria, a dislipidemia, os níveis plasmáticos de aldosterona, a hiperuricemia, o álcool e outros, também desempenham um papel.

CONCLUSÕES

No nosso estudo houve um predomínio de doentes com idades compreendidas entre os 60 e os 69 anos, do sexo masculino, de cor branca e com formação pré-universitária. A hipertensão arterial foi o antecedente patológico mais frequentemente identificado na amostra estudada e, de acordo com o IMC, a grande maioria foi classificada com excesso de peso. Foram diagnosticados 17 doentes em fase inicial de DRC, de acordo com a avaliação da taxa de filtração glomerular, dos quais predominou o sexo masculino, a faixa etária dos 60-69 anos, a hipertensão arterial como doença de base e, de acordo com a avaliação ecográfica, a perda da relação córtico-medular foi identificada como o achado mais significativo nos doentes. Os resultados do inquérito revelaram um baixo nível de conhecimento sobre a Doença Renal Crónica (DRC).

RECOMENDAÇÕES

Com base nos principais resultados obtidos, é necessário estabelecer estratégias ao nível dos cuidados de saúde primários para reduzir a incidência desta patologia.Entre elas, manter a pressão arterial sob controlo é essencial para prevenir lesões renais, sendo necessário seguir as instruções do médico para monitorizar a pressão arterial regularmente.Para os doentes com diabetes, é crucial manter os níveis de glicose no sangue dentro dos limites recomendados, uma vez que a diabetes é uma das principais causas de doença renal crónica. Outro elemento importante é a dieta, em que a redução da ingestão de sódio, a limitação da ingestão de proteínas, o controlo da ingestão de líquidos e o aumento da quantidade de frutas e legumes na dieta são recomendações fundamentais para a saúde dos rins. Em relação ao estilo de vida, evitar fumar e manter um peso saudável ajuda a prevenir a diabetes, a hipertensão e outras condições que podem levar à doença renal. Outro elemento importante é que ser fisicamente ativo pode ajudar a prevenir a obesidade e melhorar a saúde cardiovascular, o que contribui positivamente para a saúde dos rins. É por isso que é importante lembrar que a prevenção e o tratamento da doença renal crónica devem ser feitos sob a supervisão de um profissional de saúde. Se tiver factores de risco associados ou preocupações sobre a sua saúde renal, recomendo que consulte um médico especialista.

REFERÊNCIAS BIBLIOGRÁFICAS

1. Espinosa Cuevas MdA. Doença renal. Gac Med Mex [internet]. 2016 [citado 14 de setembro de 2020]; 152 Suppl 1: 90 - 96. Available from: https://www.anmm.org.mx/GMM/2016/s1/GMM_152_2016_S1_090-096.pdf

2. Sosa N, Polo RA, Méndez SN, Sosa M. Caracterização dos doentes com doença renal crónica em hemodiálise. Medisur [internet]. 2016 [citado 29 dez 2019]; 14(4): [aprox. 10p.]. Disponível em: http://medisur.sld.cu/index.php/medisur/article/vi ew/2969\.

3. Antecedentes históricos. Primeiras notas sobre as doenças renais. Capítulo 2. In: Hernando Avendaño L. Historia de la Nefrología en España. Barcelona: Ediciones Pulso; 2012. p. 19 - 20.

4. Cusumano AM, Rosa Diez G. Notas para a história da diálise no mundo e na Argentina. Segunda parte: os inícios da hemodiálise na Argentina. Rev Nefrol Dial Traspl [Internet]. 16 de setembro de 2020 [citado 2020 Nov 4]; 40(3): 242 - 250. Disponível em: https://www.revistarenal.org.ar/index.php/rndt/article/view/538

5. Herrera Añazco P, Pacheco Mendoza J, Taype Rondan A. Doença renal crónica no Peru. Uma revisão narrativa de artigos científicos publicados. Ata Med Peru [internet]. 2016 [citado 2020 Nov 4]; 33(2): 130 - 137 http://www.scielo.org.pe/pdf/amp/v33n2/a07v33n2.pdf http://www.scielo.org.pe/pdf/amp/v33n2/a07v33n2.pdf.

6. Díaz Armas MT, Gómez Leyva B, Robalino Valdivieso MP, Lucero Proaño SA. Comportamento epidemiológico em pacientes com doença renal crónica em fase terminal no Equador. CCM [internet]. 2018 [citado 14 de setembro de 2020]; (2): 312 - 324. Disponível em:

http://scielo.sld.cu/pdf/ccm/v22n2/ccm11218.pdf

7. Lacomba Trejo L, Mateu Mollá J, Carbajo Álvarez E, Oltra Benavent AM, Galán Serrano A. Doença renal crónica avançada. Associação entre ansiedade, depressão e resiliência. Rev. Colomb. Nefrol [Internet]. 2019 [citado 4 setembro2020]; 6(2): 103 - 111. Disponível em: https://revistanefrologia.org/index.php/rcn/article/view/344/pdf

8. Ramírez Perdomo CA, Solano Ruíz MC. A construção social da experiência de viver com doença renal crónica. Rev. Latino-Am. Enfermagem [internet]. 2018 [citado 4 setembro 2020]; 26: e3028. Disponível em: https://www.scielo.br/pdf/rlae/v26/es_0104-1169-rlae-26-e3028.pdf; http://dx.doi.org/10.1590/1518-8345.2439.3028

9. Gorostidi M, Santamaría R, Alcázar R, Fernández Fresnedo G, Galcerán JM, Goicoechea M, et al. Documento da Sociedade Espanhola de Nefrologia sobre as directrizes KDIGO para a avaliação e tratamento da doença renal crónica. Nefrología [internet]. 2014 [citado 14 de setembro de 2020]; 34(3): 302 - 316. Disponível em: http://scielo.isciii.es/pdf/nefrologia/v34n3/especial2.pdf

10. Sistema de Dados Renais dos Estados Unidos. Capítulo 13: Comparações internacionais. In: Relatório anual de dados do USRDS de 2015: Epidemiologia da doença renal nos Estados Unidos [Internet]. Bethesda, MD: Institutos Nacionais de Saúde, Instituto Nacional de Diabetes e Doenças Digestivas e Renais; 2015 [citado em 16 de fevereiro de 2019]. Disponível em: http://www.usrds.org/2015/view/v2_13.aspx

11. Bencomo Rodríguez O. Chronic Kidney Disease: prevention is better than treatment. Rev Cubana Med Gen Integr [Internet]. 2015 [citado 5 maio 2019]; 31(3): [ca.10p.].Disponível em:

http://www.revmgi.sld.cu/index.php/mgi/article/view/66/24

12. Centro Coordenador do Programa de Atenção Nacional à Doença Renal, Diálise e Trasplante de Cuba. Anuário Nefro-Red de Cuba 2014. Situação da doença renal crónica em Cuba 2014. 3º ano [Internet]. [citado 11 maio 2019].Disponível em: http://files.sld.cu/nefrologia/files/2015/09/anuarionefrologia-2014-pagina-web- especialidad.pdf

13. Gonzalez Bedat MC, Rosa Diez G, Ferreiro A. O Registo Latino-Americano de Diálise e Transplante Renal: a importância do desenvolvimento de registos nacionais na América Latina. Nefrología Latinoamericana [internet]. 2017 [citado
20 de novembro de 2020];14(1):12-21. Disponível em: https://www.elsevier.es/es- revista-nefrologia-latinoamericana-265-articulo-elregistro-latinoamericano- dialisis-trasplante-S244490321616300051

14. Fajardo Arias CR, López Salguero CS. Incidência de doença renal crónica em pacientes da área de Medicina Interna de um hospital da cidade de Guayaquil. [tese]. Guayaquil, Equador: Universidad Católica de Santiago de Guayaquil; 2019.

15. Aldrete Velasco JA, Chiquete E, Rodríguez García JA, Rincón Pedrero R, et al. Mortalidade por doença renal crónica e sua relação com a diabetes no México. Med Int Méx [internet]. 2018 julho agosto [citado 14 setembro 2020]; 34(4):536 550.Disponível em: https://www.medigraphic.com/pdfs/medintmex/mim-2018/mim184d.pdf

16. Hemodiálise. Instituto Nacional de Diabetes e Doenças Digestivas e Renais. NIDDK [Internet]. 2019 [citado 2020 Jan 18]. Disponível em: https://www.niddk.nih.gov/health-information/informacion-

delasalud/enfermedades-rinones/metodos-tratamiento-insuficiencia-renalhemodialisis.

17. Organização Mundial de Saúde. Concept of quality of life in renal patients on haemodialysis (Conceito de qualidade de vida em doentes renais em hemodiálise). Genebra: OMS; 2016. Disponível em: https://www.paho.org/hq/index.php?option=com_content&view=article&id =105 42:2015-opsoms-sociedad-latinoamericana-nefrologíaenfermedad-renalmejorar-tratamiento&Itemid=1926&lang=pt

18. Alarcón E. Qualidade de vida dos pacientes submetidos a hemodiálise no Hospital Nacional Arzobispo Loayza 2015. [Tese]. Lima: Universidad Nacional Mayor de San Marcos; 2017.

19. Ministério da Saúde Pública. Direção Nacional de Estatística. Anuario Estadístico de Salud 2017 [Internet]. Havana: MINSAP; 2018 [citado 4 de maio de 2020]. Disponível em: http://files.sld.cu/bvscuba/files/2018/04/anuarioestadistico- de-salud-2017.pdf

20. Ministério da Saúde Pública. Direção Nacional de Estatística. Anuario Estadístico de Salud 2019 [Internet]. Havana: MINSAP; 2020 [citado 4 de maio de 2020]. Disponível em: http://files.sld.cu/bvscuba/files/2020/04/anuarioestadistico- de-salud-2019.pdf.

21. Gutiérrez Rufín M, Polanco López C. Doença renal crónica nos idosos. Revista Finlay [internet]. 2018 [citado 2020 Mar 5]; 8(1): [ca. 7p.]. Disponível em: http://revfinlay.sld.cu/index.php/finlay/article/view/583

22. Medina, J. Á. R., Jiménez, K. D. Q., Munguía, J. J. S., Flores, M. L. N. Factores de risco associados à doença renal crónica em adultos, estudo observacional de um único centro de saúde na Nicarágua: Artigo

original. Revista da Sociedade Equatoriana de Nefrologia, Diálise e Transplante, [Internet] (2022); 10(2), 74-81. [citado 14 de junho de 2023] Disponível em: http://rev- sen.ec/index.php/revista-nefrologia/article/view/18

23. Panduro Saavedra, N. P. Fatores de risco para progressão na doença renal crônica estágios 1 a 3A do hospital II Pucallpa-EsSalud 2019. (Tese de especialidade). Universidade Nacional de Ucayali. Perú. [Internet]. (2021). [citado 11 julho2023]. Disponível em: http://repositorio.unu.edu.pe/bitstream/handle/UNU/4732/UNU_MEDICIN A_202 1_T_NILSA-PANDURO.pdf?sequence=1&isAllowed=y

24. Moreno, Y. B., Valdés, M. A. S., López, G. C. Deteção de doença renal crónica oculta em pacientes hospitalizados num Departamento de Medicina Interna. Ata Médica de Cuba, [Internet] (2020). 21(1), 1-17. [citado 17 de agosto de 2023]. Disponível em: https://www.medigraphic.com/cgi-bin/new/resumen.cgi?IDARTICULO=97981

25 Soto Cruzado, Ó. M., Velásquez Samillán, R. F. Características clínico-epidemiológicas da doença renal crónica oculta em pacientes do programa de idosos da policlínica Carlos Castañeda Iparraguirre Essalud 2019-2022. [Internet]. (2023). [citado 14 de junho de 2023] Disponível em: https://repositorio.unprg.edu.pe/bitstream/handle/20.500.12893/11330/Sot o_Cruzado_%c3%93scar_Miguel%20y%20Vel%c3%a1squez_Samill%c3 %a1n_Ric ardo_Felipe.pdf?sequence=1&isAllowed=y

26 Sanchez Castañon, K. K. Estadiamento da doença renal crónica em doentes hipertensos do   Centro deSalud 9 de Octubre-Pucallpa 2021. (Especialidade de tese) Universidad Nacional de Ucayali. [Internet] (2023). [Disponível em:

http://repositorio.unu.edu.pe/bitstream/handle/UNU/6040/B3_2023_UNU_
MEDI CINA_2023_T_KRISS-ANCHEZ_V1.pdf?sequence=1&isAllowed=y

27. Li, W. Y., Chiu, F. C., Zeng, J. K., Li, Y. W., Huang, S. H., Yeh, H. C.,
et al.Mobile health app with social media to support self-management for
patients with chronic kidney disease: prospective randomized controlled
study. Jornal de pesquisa médica na Internet, [Internet] (2020); 22(12),
e19452 [citado 17 de agosto de 2023]. Disponível em:
https://www.jmir.org/2020/12/e19452/

28 Okoro, R. N., Ummate, I., Ohieku, J. D., Yakubu, S. I., Adibe, M. O.,
Okonta, M. J. Kidney disease knowledge and its determinants among
patients with chronic kidney disease. Jornal de Experiência do Paciente,
[Internet] (2020); 7(6), 1303-1309. [citado 17 de agosto de 2023].
Disponible en:
https://journals.sagepub.com/doi/full/10.1177/2374373520967800

29. Serra-Valdés M, Serra-Ruíz M, Viera-García M. Chronic non-
communicable diseases: current magnitude and future trends. Finlay
Journal. [Internet]. 2018 [citado 17 maio 2018];8(2). [citado 14 de junho
de 2023] Disponível em:
http://revfinlay.sld.cu/index.php/finlay/article/view/561

30. Barreto S, León D, Álvarez MA, Mendieta D, Oviedo L, López O, et
al. Deteção de doença renal crónica oculta em pacientes das unidades
de saúde familiar de loma Pytaasunción. Rev. Salud Pública Parag.
[revista na internet]. 2016 [citado 11 julho 2023]; 6(1). Disponível em:
http://revistas.ins.gov.py/index. php/rspp/article /view/347/271

31 Delgado-Mejía M, Delgado-Astorga C, Ávalos-Ruvalcaba T, Paredes-
Casillas P, González-González E. Controlo e avaliação da
microalbuminúria numa população do estado de Nayarit, México. Estudo

efectuado através da auto-medição da pressão arterial. Med Int Méx [revista online].2018 [citado 4 de fevereiro de 2020]; 34(6):864-873 Disponível em: https://doi.org/10. 24245/mim. v34i6.2617.

32. Rodríguez-Ramos J, Herrera-Miranda G. Factores de risco relacionados com a doença renal crónica. Policlínico Luis A. Turcios Lima, Pinar del Río, 2019. Medisur. 2022; 20(1).

33 Labrador P, González-Sanchidrián S, Polanco S, Davin E, Fuentes J, Gómez-Martino J. Deteção e classificação da doença renal crónica nos cuidados primários e a importância da albuminúria. Semergen. [revista na internet] 2018 [citado 4 de fevereiro de 2020]; 44(2): 82-89. [citado 14 junho 2023] Disponível em:
https://doi.org/10.1016/j.semerg. 2016.11.009.
34. Kalantar-Zadeh, Li PK. Strategies to prevent kidney disease and its progression (Estratégias para prevenir a doença renal e a sua progressão). Nat Rev Nephrol. [Internet]. 2020;16(3):129-30. [cited 11 July 2023]. Available from: https://dx.doi.org/10.1038/s41581-020-0253-1.

35. Centros de Controlo e Prevenção de Doenças (CDC). Doença renal crónica nos Estados Unidos, 2019. Atlanta, GA: Departamento de Saúde e Serviços Humanos dos EUA, Centros de Controlo e Prevenção de Doenças; 2019.

36 Chen T, Harris D. Challenges of chronic kidney disease prevention (Desafios da prevenção da doença renal crónica). Med J Aust. [Internet]. 2015;203(5):209-10. [citado em 17 de agosto de 2023]. Disponível em: https://dx.doi.org/10.5694/mja15.00241.

37. HIDALGO QUIJIJE, Y. A., MOREIRA LUCAS, Y. Y. Biomarcadores de lesão renal: novas perspectivas (Tese de bacharelado, Jipijapa-

Unesum). [Internet]. (2022). [cited 17 August 2023]. Disponível em:
http://repositorio.unesum.edu.ec/handle/53000/4375

38. Domínguez, Y. R., Gutiérrez, H. L., Milera, A. M., Falcón, N. H.,
González, B.M. M. Comportamento da Doença Renal Crónica em idosos
nos Cuidados Primários. Policlínica "Contreras". 2017. Dominio de las
Ciencias, [Internet] (2021); 7(1), 364-382. [citado 14 de junho de 2023]
Disponível em: https://dialnet.unirioja.es/servlet/articulo?codigo=8385887

39. Vidal Morales, S. Y. B. Hallazgos ultrasonográficos en pacientes con
sospecha y diagnóstico de enfermedad renal crónica (Doctoral
dissertation,
Universidade de San Carlos de Guatemala). [Internet]. (2020). [citado
em 11 de julho de 2023]. Disponível em:
https://core.ac.uk/download/pdf/343376963.pdf

40 Raju, N. K., Rao, J. M., Raju, D. S. S. K. Role of renal sonography in
the diagnosis of chronic kidney disease. Revista Internacional de
Radiologia e Diagnóstico por Imagem, [Internet]. (2019); 2(1), 38-41.
[citado 17 de agosto de 2023]. Disponível em:
https://web.archive.org/web/20200306232411id_/http://www.radiologypap
er.co m/article/view/26/2-1-10

41 Yaritza-Yelania, Q. C., Reyes-López, A. J., Zorrilla-Cevallos, P. L.
Cristalúria urinária e sua associação com litíase renal numa população
adulta. MQRInvestigar, [Internet] (2023); 7(3), 183-202. [cited 14 June
2023] Disponível em:
http://www.investigarmqr.com/ojs/index.php/mqr/article/view/453/1833

42. García García, P., Luis Yanes, M., García Nieto, V. Litíase Renal.
Nefrologia clínica. [Internet]. (12 2019). [citado em 11 de julho de 2023].
Disponível em: http://doi:10.1038/s41581-021-00513-4

43. Tania González León, M. R. Factores de risco para litíase urinária numa população. infomed, [Internet]. (11 de 2022); III(25). [citado 17 de agosto de 2023]. Disponível em: https://www.bostonscientific.com/es-MX/health- conditions/calculos-renales/basics/causes-risk-factors.html.

44. Roberto D'achiardi Rey M.D, F. J. Fatores de risco para doença renal crônica. Revista Med, II (19). [Internet]. (2 de 2021). [citado 14 de junho de 2023] Disponível em: https://www.mayoclinic.org/es-es/diseases-conditions/chronic- kidney-disease/symptoms-causes/syc-20354521.

ANEXOS

1- Entrevista semi-estruturada Parceiro:

Estamos a realizar uma investigação sobre a doença renal crónica.

Precisamos que responda a este inquérito da forma mais honesta

possível.

Obrigado

Nome e apelido:

Data:

Historial médico:

Idade:

Sexo: Masculino Feminino

Cor da pele: Branco Preto

Nível de escolaridade

Primário Secundário

Pré-Universitário

Universidade

Altamente qualificado

Coeficientes de correção

Peso

Tamanho

  IMC

História Patológica Pessoal

Diabetes Mellitus: Obesidade

HIPERTENSÃO Hiperlipemia Tabagismo Proteinúria Doenças genéticas

Baixo peso à nascença Infecções repetidas do trato urinário Outros

História Patológica Familiar Mãe

Pai

Irmão

Hábitos tóxicos

Cigarro ou tabaco Álcool Café Trabalho que faz

2- Inquérito

a) O que entende por fator de risco de uma doença?

b) A Doença Renal Crónica (DRC) é uma doença que afecta frequentemente a população, na qual podem ocorrer os seguintes sintomas e sinais. Assinala com um X os que consideras correctos

---- Urinar à noite

---- Decadência

---- Perda de apetite

---- Mucosa branca

---- Ardor ao urinar

---- Micção frequente

---- Edema facial

---- Fadiga

--- Náuseas

---- Vómitos

c) Conhece alguns factores de risco para a doença? Respostas possíveis:

- Consumo de gorduras animais

- Alimentos ricos em proteínas animais e vegetais e cereais.

- Hipertensão arterial

- Diabetes mellitus

- Consumo excessivo de sal

- Fumar

- Obstrução do trato urinário

d) Se você ou um membro da sua família apresentar sintomas de doença renal crónica, o que deve fazer?
Tomar comprimidos que tenham sido receitados pelo seu médico para outras condições.doenças.

-Visitar o médico mais próximo com urgência.

-Controlo frequente da glicemia e da tensão arterial.

Tomar os remédios caseiros recomendados para eles.

Tomar medidas para evitar que outros membros da família fiquem doentes.
e) Enquanto pessoa em risco, considera-se que se pode vir a desenvolver uma doença renal crónica.
f) Considera que a DRC é uma ameaça para a sua saúde?
Sim Não Porquê?
g) Que medidas considera necessárias para prevenir a Doença Renal Crónica.
Respostas possíveis

Consumo de dietas pobres em sal

Praticar exercício físico

Controlo da tensão arterial.

Evitar infecções urinárias repetidas.

-Consumo consistente de frutas e legumes

-Eliminar o consumo de alimentos ricos em gorduras animais.

Evitar um estilo de vida sedentário e o tabagismo.

Evitar níveis elevados de açúcar no sangue

h) Está a aderir ao tratamento da sua doença crónica não transmissível?

i) Conhecer as principais complicações da doença renal crónica. Nomear algumas delas.

3. Questionário aos especialistas.

Caro especialista:

Foi selecionado pelos seus conhecimentos e experiência para fazer parte de um grupo de especialistas que avaliará a proposta de Intervenção Comunitária para o diagnóstico precoce da Doença Renal Crónica na população de risco pertencente ao CMF 19-47 da Policlínico Capitán Roberto Fleites.

Dados gerais:

Nome e apelido   :

Categoria de ensino:

Especialidade   :

Anos de experiência   :

Exprima as suas considerações sobre o sistema de acções educativas em termos de:

• Relevância: Se a forma como foi concebido responde às dificuldades identificadas no diagnóstico.

• Viabilidade: Possibilidade real de disponibilidade de recursos humanos e materiais para implementar efetivamente o sistema de acções educativas.

•Estrutura: Se está ou não em conformidade com o que é estabelecido para um sistema de acções educativas.

•Utilidade: Se o produto concebido responde à falta de conhecimentos dos idosos sobre a utilização de medicamentos.

• Valor científico-pedagógico: Se os resultados obtidos obedecerem a uma boa harmonia entre organização, metodologia, linguagem adequada e investigação actualizada, realizada através de um rigoroso processo de investigação.

Às categorias de avaliação deve ser atribuído um valor de 5 a 1.

Aspectos a avaliar	1	2	3	4	5
Relevância					
Viabilidade					
Estrutura					
Utilidade					
Valor científico-pedagógico					

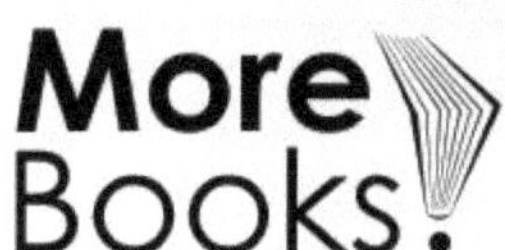

More
Books!

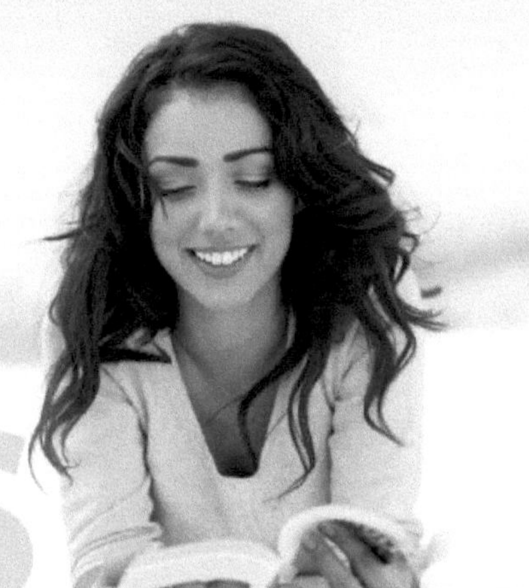

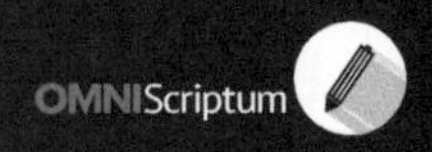

info@omniscriptum.com
www.omniscriptum.com
OMNIScriptum

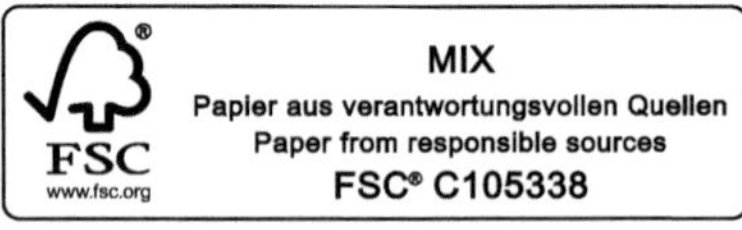

Printed by Books on Demand GmbH, Norderstedt / Germany